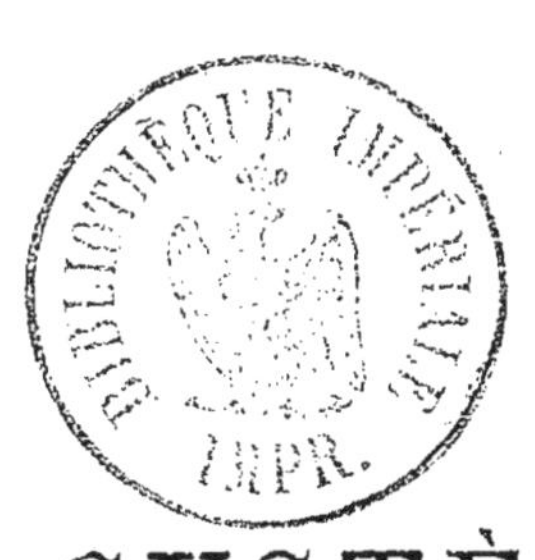

TRAITÉ

DU

SYSTÈME PILEUX

PARIS

IMPRIMERIE BALITOUT, QUESTROY ET Cᵉ,

7, rue Baillif, et rue de Valois, 18.

TRAITÉ

ANATOMIQUE, PHYSIOLOGIQUE ET PATHOLOGIQUE

DU

SYSTÈME PILEUX

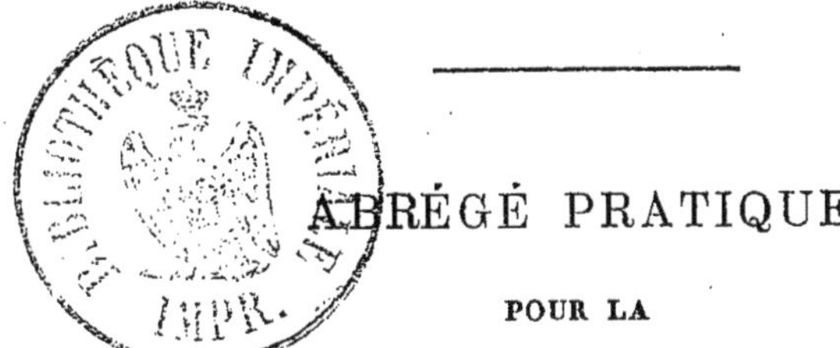

ABRÉGÉ PRATIQUE

POUR LA

CONSERVATION DES CHEVEUX

ET DE LA BARBE

PAR

MAX OLDENDORFF

DOCTEUR EN MÉDECINE ET EN CHIRURGIE

PARIS

CHEZ L'AUTEUR, 144, AVENUE DES CHAMPS-ÉLYSÉES,

Et dans toutes les Librairies.

1867

INTRODUCTION

Là pathologie du système pileux, fort négligée depuis quelques années, avait non-seulement besoin d'une appréciation plus rigoureuse, mais encore l'hygiène et surtout les affections des bulbes exigeaient une véritable réforme en rapport avec les progrès de la science moderne et de la pathologie générale. Beaucoup de gens sont persuadés que la calvitie et l'alopécie, une fois établies, n'admettent d'autre remède que des cheveux artificiels. C'est une grave erreur que nous nous proposons de démontrer d'une façon irrécusable dans le courant de ce mémoire.

En effet, nous prouverons que le plus souvent, dans ce cas, les bulbes ne sont qu'atrophiés, et qu'il est possible, au moyen de notre *huile préparatoire* et de notre *huile définitive,* de les ranimer et de les faire renaître de toutes pièces. *Richerand,* dans son traité de physiologie, a démontré la vérité de cette proposition; et si l'on veut un instant réfléchir au fait si remarquable de la genèse, c'est-à-dire de la formation des poils accidentels sur le corps humain, et de la reproduction incontestable des cheveux après l'arrachement des bulbes (comme dans le traitement de la teigne, par exemple), par de nouveaux bulbes, soit formés dans les cellules du derme, soit préexistants à l'état de germe, le lecteur ne sera pas surpris des merveilleux résultats obtenus par notre traitement.

Nous diviserons notre travail en trois parties. Dans la première, nous traiterons de l'anatomie et de la physiologie du cuir chevelu. Dans la deuxième, nous relaterons les points principaux de la pathologie de ce système, et dans la troisième nous exposerons des observations pratiques sur les moyens reproducteurs des cheveux et de la barbe dans des cas d'alopécie et de calvitie, par l'usage de l'*huile préparatoire* et de l'*huile définitive*, qui nous a donné jusqu'à ce jour des résultats admirables et des succès inespérés.

PREMIÈRE PARTIE

ANATOMIE ET PHYSIOLOGIE

DU

SYSTÈME PILEUX

CHAPITRE PREMIER

CONSIDÉRATIONS GÉNÉRALES

La surface du corps de l'homme est généralement couverte de poils, excepté la paume des mains, la plante des pieds et les parties latérales des doigts, en un mot, toutes les parties exposées à un frottement continuel ou au contact répété des objets extérieurs. Certaines régions en sont abondamment pourvues, telles que la tête, la face, ainsi que les entrées des cavitées et des orifices

naturels (paupières, oreilles, narines, bouche, etc).
Dès la vie intra-utérine, la nature s'occupe de la
formation du système pileux. L'enfant vient au
monde la tête couverte de poils et le corps en-
veloppé d'un léger duvet. Ce n'est cependant qu'à
l'âge de la puberté que le système pileux acquiert
une grande consistance et un développement important : il reçoit alors une impulsion conforme
au développement des autres organes; aussi est-ce
à cette époque que nous allons examiner ce système qui est chez l'homme le signe de la force et
de la virilité et chez la femme l'apanage de la
beauté. Les poils ont reçu différentes dénomina-
tions arbitraires, suivant les régions du corps :
telles que cheveux, sourcils, cils, barbe, mousta-
che, etc., ils sont *anatomiquement* presque tous
semblables, à part certaines modifications faciles
à saisir et provenant de leur siége et de leur but
physiologique particulier. Dans ce travail, nous
nous occuperons exclusivement des cheveux et de
la barbe, et, sans nous arrêter à d'autres considérations, nous allons entrer immédiatement en
matière.

CHAPITRE II

ANATOMIE GÉNÉRALE

Pour bien comprendre la pathologie du système pileux, il faut connaître :

1° La structure de la peau ;

2° Le système pileux proprement dit.

§ 1. Structure de la peau. — La peau, et spécialement le cuir chevelu, dont il est ici question, se composent de deux couches superposées : d'une couche profonde, le *derme* ou *chorion,* et d'une couche superficielle, l'*épiderme* ou *cuticule.* A chacune de ces couches se rattachent une partie essentielle et des parties accessoires.

Comme partie essentielle du derme nous rencontrons :

1° Les *papilles* et les ramifications nerveuses qui vont se perdre dans la peau ;

2° Des *artères* et des *veines;*

3° Des *vaisseaux lymphatiques;*

4° Deux ordres de glandes : les glandes *sudorifères* et les glandes *sébacées,* qui jouent un grand rôle dans la production des maladies des cheveux;

5° Les *bulbes pileux* ou organes producteurs des poils.

De même que le derme, l'épiderme présente des parties essentielles, constituées par des cellules formant une sorte de pavé ou de mosaïque et des parties accessoires constituées :

1° Par des cellules pigmentaires dans lesquelles se dépose une matière colorante; 2° par des *poils* qui appartiennent au derme par l'organe qui les produit, et à l'épiderme par la substance qui les compose.

On comprendra sans peine, par ce qui précède, combien le cuir chevelu est compliqué, et les modifications qui peuvent être imprimées aux cheveux et à la barbe sous l'influence des *maladies* ou des *agents médicamenteux.*

CHAPITRE III

§ 2. **Système pileux.** — Les poils sont des filaments de nature épidermique; ils prennent naissance dans l'épaisseur de la peau, et offrent à l'examen deux parties très-distinctes : celle qui produit, ou *follicule pileux,* et celle qui est produite, ou le poil proprement dit.

Follicule pileux. — Le follicule pileux est la partie qui est située dans l'épaisseur de la peau, qu'il traverse soit perpendiculairement, soit obliquement à sa surface. Lorsque le poil est volumineux, l'extrémité profonde du follicule pileux plonge dans le tissu cellulo-graisseux sous-cutané. Sa forme est ovoïde et offre à considérer deux parties : la première supérieure, qui donne passage au poil; la deuxième inférieure, munie d'un renflement sur lequel il prend naissance.

Nous allons examiner successivement les différentes parties qui constituent le follicule pileux.

Composition du follicule pileux. — 1° Les parois du follicule pileux enveloppent de tous côtés la racine du poil et en sont séparées par un liquide onctueux qui est d'autant plus abondant que le poil est plus rudimentaire. Plus le poil est fort et développé, plus le liquide diminue. M. Sappey (l'habile anatomiste de Paris) prétend avec raison que lorsque le follicule est arrondi, le liquide contenu dans la cavité est produit par la sécrétion de deux glandes qui viennent s'ouvrir près de leur extrémité superficielle, et qui ont reçu le nom de *glandes pilifères*.

2° Ces glandes furent découvertes en Allemagne sous le nom de *grandes pilifères;* lorsque ces follicules sont peu développés, le poil sécrété prend alors les proportions d'un léger duvet.

3° L'embouchure des follicules pileux se continue avec le derme et l'épiderme dont ces follicules ont été justement considérés comme une partie déprimée. Elle a une forme plus ou moins allongée, et elle est immédiatement fixée au poil auquel elle adhère : ce qui fait que lorsqu'on examine au microscope la partie du *collet du cheveu,* on remarque quelques écailles épidermiques fixées à la tige. Les saillies, qui sont souvent observées au point d'émergence des poils, sont dues à la présence des glandes pilifères immédiatement placées au-dessous de cette embouchure : on les observe surtout chez les individus à peau brune dont le système pileux est généralement peu développé.

4° L'extrémité profonde ou intérieure du follicule pileux est surmontée d'un renflement conique ou hémisphérique, qui supporte la base du poil, et qui a été décrit pour la première fois par Ruysch, qui le comparait aux papilles cutanées. On lui donné encore le nom de *pulpe* ou *bulbe pileux*. Les adhérences intimes du poil ou follicule pileux donnent l'explication des souffrances qui accompagnent le tiraillement ou l'arrachement des poils.

5° La structure du follicule pileux comprend deux parties bien distinctes : l'une *externe*, de nature fibreuse ; l'autre *interne*, de nature épidermique. La partie externe ou *tunique externe* est une dépendance du derme ; des artérioles et des veinules formant un véritable plexus, ainsi que des filaments nerveux, viennent se perdre dans ses parois : chez les animaux, il est possible de le constater d'une façon distincte. La *partie interne* ou de *nature épidermique* est formée de noyaux qui se superposent, en formant une couche d'autant moins épaisse qu'on le rapproche davantage de son renflement.

Des poils. — Le poil proprement dit nous offre à considérer extérieurement deux parties : la racine et la tige.

a. La racine est la partie du poil contenue dans le follicule : elle est régulièrement cylindrique et à sa base elle a la dimension du renflement sur lequel elle repose. Ce renflement, décrit par Malpighi sous le nom de *capitulum pili*, et sous le nom de *bulbe de poil* par Ludwig Ludermuller, est parfaitement distinct du renflement du follicule, quoique unis tous deux d'une manière très-intime. La tête du poil est arrondie ou allongée, très-peu consistante, claire et transparente.

b. La tige cylindrique, terminée en pointe à son extrémité, est recouverte d'écailles épidermiques que le poil emporte avec lui en sortant du follicule.

Composition des poils. — Comme les follicules, les poils se composent de deux couches superposées et s'emboîtant l'une dans l'autre; la première est l'écorce ou *substance corticale* du poil; la deuxième est connue sous le nom de substance *médullaire.*

Substance corticale. — Vue au microscope, la substance corticale a l'aspect de fibres longitudinales. — Au niveau de la tête du poil, ces fibres sont encore rudimentaires; un peu plus haut, ces fibres s'allongent davantage et marchent en ligne droite, ou décrivent de légères flexuosités. Peu à peu elles se rapprochent et finissent par s'ajouter les unes aux autres : leur réunion constitue la substance corticale. Au-dessous de la substance corticale ou de la gaîne cornée, on rencontre le parenchyme du poil ou la substance médullaire.

Substance médullaire. — La substance médullaire occupe la partie centrale de la tige. Son diamètre représente le tiers de l'épaisseur du poil, quelquefois le quart. Son aspect est grenu. La substance médullaire se compose de noyaux de cellules irrégulièrement entassées dans son canal. A ces noyaux se trouve mêlée une certaine quantité de pigmentum ou matière colorante, de telle sorte que la colonne constituée par leur agglomération offre une couleur plus ou moins sombre, qui permet de distinguer nettement l'une de l'autre les deux substances.

Situation et dimension des deux substances. — Dans son traité d'anatomie, M. Sappey, parlant de la situation et des dimensions respectives de ces deux substances ainsi que de leurs caractères propres, dit qu'on voit très-bien sur les poils noirs :

« 1° Dans le tiers central, une substance d'un « brun sombre, d'une consistance molle et d'appa-« rence granuleuse;

« 2° De chaque côté, une substance d'un brun « clair, d'une consistance ferme et d'apparence « fibreuse;

« 3° Et au-dessus de ces deux substances, des « fibres transversales anastomosées entre elles. »

On comprendra facilement que sur les poils moins foncés en couleur, les deux substances seront moins distinctes.

Théorie de la croissance des poils. — Blainville explique la croissance des poils par une sécrétion continuelle de matière cornée de la part des bulbes sous forme de petits cônes ajoutés successivement les uns aux autres.

Structure des poils. — Par leur structure, les poils offrent la *plus grande analogie avec les ongles*. Comme ceux-ci, ils se composent de deux couches : l'une dure et l'autre molle; de part et d'autre la

couche profonde est la plus molle. De même que
le derme se déprime pour entourer la racine de
l'ongle, de même il se déprime pour entourer la
racine du poil; on ne saurait donc méconnaître
l'étroite parenté qui unit ces deux produits, soit
que l'on considère la partie sécrétée ou l'organe
sécréteur.

Analogie de formation du système pileux, des ongles et de l'épiderme. — L'analogie qui les rapproche de l'épiderme est aussi évidente : ainsi, à la surface de l'organe formateur de l'ongle, de l'organe producteur du poil et de celui de l'épiderme, s'épanche un liquide exhalé des capillaires cutanés.

Ce liquide donne naissance à des cellules; ces cellules se déplacent et se transforment ensuite, à mesure qu'elles s'éloignent de leur point de départ.

Ainsi, même origine dans les trois cas.

Disposition du système pileux. — Le système pileux n'est pas également disséminé à la surface du corps. Il est plutôt inégalement développé qu'inégalement réparti : en effet, on peut le diviser en deux grandes fractions dont l'une comprendrait les poils parvenus à leur entier développement et l'autre les poils *rudimentaires,* ou poils de duvet.

Chez l'homme, le cuir chevelu est en quelque sorte le siége spécial du système pileux, et c'est de lui dont nous nous occuperons particulièrement dans cet ouvrage. Le nombre des poils qui occupent cette région est variable. Quelquefois ils sont très-abondants; quelquefois ils sont très-rares. Cela dépend surtout de la vitalité des tissus.

Leur accroissement a des limites qu'il ne dépasse pas, mais dont le terme est peu connu.

CHAPITRE IV

VARIÉTÉS DES CHEVEUX. LEURS PROPRIÉTÉS

Les cheveux diffèrent encore :

1° *Par leur forme*. Les uns sont cylindriques et sont connus généralement sous le nom de cheveux plats. D'autres sont aplatis dans un sens et sont élargis dans l'autre : tels sont les cheveux du nègre et de presque tous ceux dont les cheveux frisent. L'aplatissement correspond toujours à l'enroulement des cheveux.

2° *Par leur diamètre.*

3° *Par leur résistance,* qui est proportionnelle à leur diamètre.

Cette résistance est assez considérable; et il n'est aucune partie dans l'économie, sans en excepter même le système fibreux, qui soutienne un poids aussi considérable sans se rompre, toute proportion gardée.

4° *Par leur couleur,* qui varie suivant les climats, les individus, et surtout l'âge.

Les trois nuances les plus ordinaires sont le noir, le blond et le rouge de feu.

Voici ce que dit Bichat pour faire comprendre l'harmonie qui préside à la couleur des cheveux et de la peau :

« Tous les médecins ont fait entrer la couleur
« des cheveux parmi les caractères des tempéra-
« ments. Le noir est l'expression de la force et de
« la vigueur, une figure d'athlète avec des cheveux
« blonds serait presque ridicule. Ces derniers sont
« l'attribut de la faiblesse et de la mollesse; ils
« flottent sur la tête des figures que les peintres
« ont rendues étrangères aux grandes passions,
« aux choses fortes et héroïques; ils se trouvent
« sur les figures des jeunes gens dans les tableaux
« où les jeux, les ris, les grâces ou la volupté pré-
« sident aux sujets qui y sont exprimés. Ces deux
« nuances, le noir et le blond, se trouvent distri-
« buées dans les femmes en proportion presque
« égale. Or, réfléchissez à l'espèce de sentiment
« que ce sexe vous inspire suivant celle qu'il a en
« partage; vous verrez qu'une femme blonde fait
« naître un sentiment que semblent dicter la beauté
« et la faiblesse réunies. Ce qui nous charme dans
« une femme brune, c'est au contraire l'alliance
« de la force et de la beauté.

« La beauté est donc un don qui nous attire,
« mais qui, modifié diversement par les formes
« extérieures, nous attire en nous touchant, en
« nous intéressant, etc.

« Des yeux où se peint la langueur sont fré-
« quemment associés à des cheveux blonds, tandis

« que les cheveux noirs se rencontrent presque
« toujours avec ceux dont la vivacité, l'éclat, sem-
« blent annoncer un surcroît de vie qui cherche à
« se répandre. »

Les cheveux sont élastiques et flexibles. Soumis
à une extension lente et progressive, ils peuvent
s'allonger d'un cinquième et même d'un quart de
leur longueur, et peuvent supporter un poids de
60 grammes. Dans quelques circonstances très-
rares, les cheveux peuvent subir une espèce d'élec-
trisation. Soumis à l'humidité, les cheveux augmentent de longueur ; le contraire arrive lorsqu'ils
subissent l'influence de la chaleur. C'est sur la
connaissance de ces propriétés que Th. de Saus-
sure a inventé son hygromètre. Traités par les
acides, les cheveux se dissolvent ou sont altérés
dans leur couleur. C'est d'après ces principes que
sont fondées les différentes compositions employées dans le commerce pour blanchir et modifier la couleur des cheveux. Incinérés et soumis
à l'analyse, les cheveux et les poils de la barbe,
ainsi que ceux du corps, sont composés : d'oxyde
ferrique, de sulfate, de phosphate et de carbonate de chaux, de traces de fer et de manganèse, etc.

Les cheveux subissent quelquefois à leur extrémité une espèce de division : ils deviennent alors
bifides, trifides ou *multifides,* suivant qu'ils sont
fendus en deux, en trois ou en plusieurs parties sous
forme de pinceaux.

C'est un phénomène assez fréquent et qui doit
être assimilé au phénomène identique qu'on

observe sur certaines plantes qui ne donnent des divisions qu'à une certaine hauteur.

Il existe un rapport d'uniformité assez marqué entre la couleur des poils et celle des yeux ou de l'iris. Les yeux sont noirs chez les sujets à cheveux noirs ou bruns; gris chez les blonds; bleus lorsque les cheveux sont jaunes dorés; et c'est ce qui arrive souvent chez les enfants dans le dernier cas. La couleur des cheveux est toujours plus claire dans l'enfance qu'après l'âge de la puberté; il en est de même des yeux. Nous avons vu précédemment que la substance médullaire de la tige des poils contenait une certaine quantité de matière colorante ou *pigmentum* : c'est à cette matière qu'il faut attribuer la coloration des cheveux, coloration qui doit suivre les variations imprimées à cette matière, soit par l'alimentation, soit par l'introduction dans l'économie de certains produits, en un mot, par la santé générale de l'individu. Différentes analyses ont été faites pour arriver à déterminer la nature de la matière colorante des cheveux.

Voici l'analyse obtenue par le chimiste Berthollet pour 60 grammes de cheveux :

	Gros	Grains
1º Huile animale sui generis.	4	»
2º Eau ammoniacale	2	»
3º Carbonate d'ammoniaque.	1	18
4º Gaz ammoniacaux perdus pendant l'analyse.	1 à	2
5º Résidu du charbon	4	1/2

Vauquelin a obtenu des résultats différents. Des analyses plus récentes ont donné de l'oxyde ferrique, des sulfate, phosphate et carbonate de chaux, des traces de fer et de manganèse.

Couleurs accidentelles des poils. — De la composition chimique des cheveux, il résulte qu'ils peuvent être soumis à de véritables changements de couleur.

Nous allons donc examiner les suivants:

L'Albinie ou décoloration. — La décoloration des poils peut avoir plusieurs causes, soit accidentelles, soit naturelles.

A. 1° Décoloration naturelle ou Albinie sénile. — Sous l'influence de l'âge, toutes les sécrétions sont modifiées: elles deviennent plus fluides, moins animalisées, en un mot, moins riches en principes nutritifs. L'organe cutané s'atrophie par degrés: aussi en est-il ainsi des organes qui secrètent les poils, et qui doivent par conséquent leur imprimer de grandes modifications dans leur vitalité, leur couleur, et par suite amener leur atrophie ou leur chute.

2° Albinie par causes constitutionnelles ou diathésiques. — Les maladies diathésiques, rhumatismes, goutte, syphilis, etc., et les maladies accidentelles, fièvre typhoïde, variole, etc., doivent naturellement produire de grandes modifications dans la coloration des cheveux. Un homme de vingt ans peut, sous ce rapport, se trouver dans les mêmes conditions qu'un vieillard décrépit. Les

raisons en sont faciles à saisir, aussi ne les déve-
lopperons-nous pas.

3° **Albinie par cause locale.** — Les blessures,
les ulcérations, la teigne, altèrent quelquefois les
bulbes des cheveux et amènent leur changement
de couleur; ils s'étiolent souvent et deviennent
mous, blancs ou ternes.

4° **Par cause morale.** — De nombreuses observations ont démontré l'existence des faits ayant
produit la décoloration presque subite des poils
et des cheveux en particulier, tels que la peur, un
chagrin profond; nous n'y insisterons donc pas.

B. **Décoloration accidentelle.** — *Par action chimique extérieure.* — On sait que les poils soumis
aux préparations de chlore sont décolorés com-
plètement; aussi, ce moyen est-il quelquefois
employé pour arriver à détruire l'identité d'un
individu, plus souvent encore à produire un de
ces changements recherchés par les femmes à la
mode. Une fois la décoloration d'un ton foncé
obtenue, on peut produire la teinte désirée. Quand
la décoloration n'est pas nécessaire, l'emploi de
certains sels et de certaines poudres suffit pour
donner des teintes variées. Cette coloration est
aussi quelquefois le produit de certaines profes-
sions. Les ouvriers occupés dans les fabriques où
l'on travaille le plomb, le cuivre, etc., ont souvent
des altérations de couleur des cheveux qu'il leur
est difficile de faire disparaître.

C. Direction des cheveux. — La racine ou bulbe des cheveux est implantée obliquement par rapport à la surface du derme. En franchissant l'épiderme, la tige du cheveu marche plus ou moins longtemps; nous pensons que cela doit être attribué à la mollesse de la tige, qui n'a pas assez de consistance pour soulever la barrière épidermique.

Les bulbes sont semés pêle-mêle. Cependant ils paraissent, dans quelques régions, disposés dans un certain ordre. Nous ferons cependant remarquer qu'il peut exister une espèce de direction constante, mais qui doit être attribuée exclusivement à certaines habitudes contractées par les individus de disposer leurs cheveux ou leur barbe d'une certaine façon : c'est donc une disposition factice.

Déductions générales. — De tout ce qui précède on peut déduire les considérations générales suivantes :

1° La vitalité des bulbes des cheveux étant en raison directe de celle du derme où ils sont implantés, et le sommet et le devant des téguments crâniens contenant beaucoup moins d'artères que les parties voisines, il en résulte que la calvitie doit toujours commencer par le sommet de la tête et s'arrêter généralement au niveau d'une ligne circulaire qui passe vers la hauteur de chaque oreille et de la bosse occipitale;

2° Quand on arrache un poil ou un cheveu blanc, les poils ou les cheveux voisins blanchissent ou tombent rapidement par l'ébranlement imprimé aux bulbes voisins ;

3° Quand on arrache les cheveux, dans la teigne, par exemple, la douleur est souvent très-vive, et cela par l'implantation oblique des cheveux;

4° Les cheveux, à la suite de l'arrachement, repoussent quelquefois parce qu'ils sont cassés au niveau de l'épiderme, sans que les bulbes soient atteints;

5° On voit souvent survenir des poils nouveaux dans des régions où il n'en existait pas auparavant, sous l'influence de certaines maladies cutanées ou l'application de médicaments qui agissent en excitant les organes producteurs.

Les faits consignés dans des observations de *Boyer* et de la *Gazette médicale de Paris* ne laissent aucun doute à cet égard. Cela explique donc les tentatives et surtout la réussite obligée d'une médication bien entendue et dont nous parlerons plus loin.

Les considérations qui précèdent donnent l'explication des propositions suivantes :

1° De la sécrétion normale ou transpiration céphalique observée à un degré fort élevé chez certains individus, il résulte que les cheveux finissent par s'agglomérer fortement. En se desséchant cette matière forme des petites écailles qui se déposent sur les tiges et à la surface du derme;

2° Le meilleur moyen pour désunir les cheveux est de les mouiller préalablement avec de l'eau tiède alcaline ou savonneuse, qui a pour effet de dissoudre cette substance huileuse;

3° De la composition chimique des cheveux, ce dont nous avons parlé plus haut, il résulte qu'il est possible de dissoudre une masse pileuse tant à l'intérieur qu'à l'extérieur.

4° Les cheveux variant suivant les tempéraments, les cheveux roux, blonds et blancs sont plus fréquents dans les villes du Nord que dans celles du Midi, à cause de la faiblesse de l'enveloppe cutanée, le tempérament lymphatique étant l'apanage des populations du Nord ;

5° La barbe faible ne se rencontre que chez les sujets à organe cutané faible par la même raison. Il est donc possible au moyen d'un traitement général, en fortifiant la constitution, d'obtenir un épaississement des bulbes pilifères ;

6° Après l'âge de quarante ans, on voit survenir des poils en grande quantité dans différentes parties du corps. Cela tient à une poussée ou plutôt à une espèce d'hypertrophie du système graisseux sous-dermique, qui imprime de la vigueur aux bulbes dont les tiges faibles sont restées cachées sous l'épiderme ;

7° Souvent on observe, au printemps, une espèce de mue qui provient des mêmes causes : les bulbes paralysés pendant la saison froide éprouvent un surcroît de vitalité, et c'est ce qui explique l'impulsion nouvelle imprimée à la croissance des cheveux et de la barbe à l'époque annoncée ci-dessus ;

8° Les cheveux croissent davantage en été qu'en hiver, parce que les fonctions de la peau s'exécutent mieux pendant la saison des chaleurs ;

9° Les poils souvent coupés augmentent en épaisseur sans s'accroître en nombre. Stimulé par des coupes fréquentes, le bulbe pileux sécrète de plus en plus ses matières cornées, et de là l'augmentation de volume;

10° Les sujets jeunes atteints de canitie peuvent être facilement guéris par l'emploi de stimulants généraux qui excitent la peau et raniment la sécrétion du bulbe;

11° Chez la femme, la canitie et la calvitie sont moins fréquentes que chez l'homme, parce qu'elles ont plus de soins de leur chevelure et parce que la graisse, qui dédouble le derme, est plus abondante chez elle que chez l'homme.

CHAPITRE V

POILS ACCIDENTELS

La nature est souvent prodigue de poils accidentels. Leur existence est intimement liée au problème de la possibilité de la guérison de la calvitie. On peut les diviser en plusieurs classes.

1° *Sur la peau.* — On rencontre souvent sur la peau, à la figure ou ailleurs, des tumeurs érectiles ou des taches dites *nœvi materni,* plus ou moins hérissées de poils.

2° *Sur les membranes muqueuses.* — Tous les

[raités d'anatomie descriptive fourmillent d'observations démontrant l'exactitude de ces cas pathologiques. Albinus, Wardrop, Portal, Bichat,
Ruysch, en citent des exemples. On en a vu dans
le tube intestinal de l'homme, dans la vessie, etc.

3° *Dans le parenchyme des organes.* — L'ovaire
chez la femme est souvent le siége de poils accidentels. Meckel, dans son *Traité de pathologie anatomique,* cite une observation ayant trait au testi-
cule chez l'homme.

On en a observé dans le *cœur* et l'*épiploon*, etc.

4° Dans les kystes, on trouve souvent des poils
développés et renfermés dans des espèces de sacs
ou kystes. On trouve des kystes pileux dans presque toutes les parties du corps ; aussi n'insiste-
rons-nous pas sur ce dernier fait.

CHAPITRE VI

FONCTIONS DU SYSTÈME PILEUX

Fonctions générales. — On peut considérer le
système pileux comme une sorte de manteau protecteur de la peau. Pour s'en convaincre, on n'a
qu'à réfléchir au rôle qu'il joue chez les animaux,
et cette proposition paraîtra incontestable. Ainsi,
plus on se rapproche d'un climat froid, plus ce
manteau est épais. L'homme étant destiné à des

climats tempérés, il en résulte qu'il y a peu de différence suivant les climats qu'il habite, et qui
sont peu variables entre eux.

Aussi établissons-nous une loi qui nous paraît
plus en rapport avec les faits : la longueur et l'é-
paisseur des poils sont en raison directe de la
force de l'organisme et de la peau.

Chez l'homme, le système pileux remplit les
fonctions de protecteur du derme : il le défend
contre les changements de température. En effet,
les poils étant mauvais conducteurs du calorique,
ils entretiennent la chaleur de la peau et favo-
risent par conséquent la transpiration de cet organe. D'où il suit que la transpiration doit être et
est effectivement plus abondante dans les régions
couvertes de poils, comme à la tête, aux ais-
selles, etc. Le système pileux aide encore à la
force de la transpiration cutanée. On remarque
que les tiges pilaires laissent passer par exosmose
une matière onctueuse de leurs pores qui peut
être considérée comme une véritable sécrétion
cutanée. C'est cette matière qui colle les cheveux
entre eux.

On a souvent cherché à expliquer de différentes
manières la cause de l'absorption cutanée qui est
plus rapide dans les régions couvertes de poils.
Nous pensons que la vraie raison existe dans la
plus grande finesse de la peau de ces régions, qui
est protégée contre les parties voisines.

Fonctions spéciales. — Outre les fonctions générales énoncées ci-dessus, les poils possèdent

des fonctions particulières, suivant les régions qui en sont pourvues.

A la tête. — Les cheveux sont destinés à servir d'objet de protection et d'ornement. On sait qu'une masse d'individus privés de leurs cheveux sont obligés de porter soit de faux cheveux, soit un objet destiné à les mettre à l'abri de l'intempérie des saisons, et à les préserver ainsi des affections de poitrine, bronchite, etc. A la face, les poils ont des buts différents : ainsi les sourcils et les cils sont destinés à empêcher la sueur de couler dans l'intérieur de l'œil et à arrêter les corps étrangers. Les sourcils se reproduisent lentement : une fois coupés, il faut plusieurs années pour que la reproduction soit complète. Une partie des considérations précédentes peut s'appliquer aux poils qui existent à l'entrée des narines et du conduit auditif.

La barbe est le signe de la virilité, le type de la vigueur du sexe masculin. On a remarqué qu'elle était peu développée chez les gens dont les fonctions génésiques sont abolies, les eunuques, par exemple. Cependant, quelques auteurs ont avancé qu'une longue barbe et de longs cheveux étaient une cause d'épuisement pour certains individus.

Au tronc il est difficile d'assigner au poil des fonctions spéciales; quant à ceux du bassin, nos lecteurs suppléeront à notre silence.

Déductions générales. — De ce que nous venons de décrire dans ce chapitre, il résulte :

1° Que la coupe des cheveux diminuant la

transpiration céphalique, il y a diminution de la chaleur sur le derme; ce qui peut, pendant les saisons froides, occasionner des maux d'yeux, de dents et d'oreilles, des rhumes, etc.

2° La sécrétion animale est moins abondante lorsque les cheveux sont courts.

3° La section des poils à la région axillaire peut avoir pour résultat une diminution dans les sécrétions.

4° La coupe des cheveux chez les jeunes sujets doit stimuler les bulbes pileux et favoriser leur pousse consécutive.

5° Les soins réclamés par les cheveux se réduisent à ce qui peut maintenir les fonctions du cuir chevelu dans un juste degré d'activité.

DEUXIÈME PARTIE

PATHOLOGIE DU SYSTÈME PILEUX

Les maladies des poils doivent être toutes rapportées à leurs racines ou bulbes. La source de leurs affections étant tout entière dans leurs organes sécréteurs, les altérations des tiges pilaires ne seront donc que consécutives.

Les maladies des poils ressemblent à celles des ongles, dont le siége est toujours dans la matière unguéale.

Les altérations des tiges pilaires seront donc consécutives et la conséquence normale des maladies des follicules pileux.

Les maladies du système pileux se réduisent aux groupes suivants que nous examinerons seuls dans ce mémoire :

1° La sécheresse pilaire ou xérotrixie;

2° Hydrotrixie ou humidité excessive des cheveux;

3° La canitie ou décoloration des cheveux;

4° L'alopécie ou chute temporaire, calvitie;

5° Les affections ulcératives des bulbes; la plique polonaise; pityriasis;

6° La teigne et ses différentes variétés.

§ 1er. SÉCHERESSE DES CHEVEUX OU XÉROTRIXIE

Les cheveux se dessèchent quelquefois, perdent leur éclat naturel et deviennent terreux : ils paraissent crispés et comme frappés de mort.

La xérotrixie peut se présenter sous deux variétés. Dans la première, il y a simple sécheresse, sans altération de la peau à la base de la tige pilaire. Dans la deuxième, le desséchement du cheveu est compliqué de petites exfoliations ou pellicules analogues à du son, qui naissent à leur base ou sur le derme, et qui constituent une deuxième affection, dite dartre furfuracée ou herpès furfurens.

A. *Etiologie*. La xérotrixie se rencontre de préférence chez les jeunes sujets plutôt lymphatiques, scrofuleux, et dont les fonctions de la peau s'exécutent mal.

La suppression ou la diminution de la sécrétion huileuse des follicules pileux est la cause de cette maladie.

La suppression de cette sécrétion est toujours le résultat d'une irritation particulière du bulbe qui a sa source dans deux sortes de causes, causes locales et causes constitutionnelles.

Causes locales. 1° La malpropreté et l'insolation.

Les personnes qui joignent aux habitudes de malpropreté celle de ne pas se couvrir la tête sont souvent atteintes de la xérotrixie.

2° Les éruptions dartreuses et herpétiques du cuir chevelu. Il est probable que l'irritation de la maladie éruptive se communique aux follicules pileux et aux glandes pilifères, et par là occasionne la sécheresse des cheveux.

3° Les névralgies crâniennes. Nous avons souvent, et presque toujours, observé cette maladie chez les sujets atteints de névralgies opiniâtres à la tête. Les douleurs continuelles ont pour résultat de modifier les sécrétions des follicules pileux et de favoriser leur desséchement, en altérant les fonctions du cuir chevelu et des nerfs.

B. *Causes constitutionnelles.* Nous placerons en tête des causes générales : 1° Toutes les maladies graves, la fièvre typhoïde, par exemple, et toutes les affections du tube intestinal. On sait la grande sympathie qui existe entre les appareils cutanés et digestifs, et la circulation se portant principalement sur les organes abdominaux, la peau se dessèche, devient terreuse, languissante, et le cuir chevelu est le premier à s'en ressentir.

2° Les longues convalescences.

A la suite de certaines maladies graves, l'appareil cutané s'atrophie, se dessèche, et tout le système pileux subit la même altération.

Symptomatologie. — Les symptômes de la sé-cheresse des cheveux varient suivant les causes qui la produisent. Sous le rapport physique, les cheveux atteints de la maladie offrent des caractères faciles à saisir ; ils sont ternes, terreux, sans poli, crispés et plus ou moins entremêlés ; ils ressemblent à ceux des cadavres qui ont été exhumés après quelques semaines. Au microscope, ils paraissent être en pleine desquamation, comme écaillés. Souvent chez les sujets atteints de xéro-trixie on remarque que la masse des cheveux est comme remplie de petites écailles furfuracées qui tombent et se répandent sur leurs vêtements.

Chez certains individus, les cheveux sont quelquefois comme endoloris ; il est impossible de les toucher sans produire une douleur plus ou moins vive. Le siége de cette sensibilité est tout entière dans le follicule pileux et nullement dans le parenchyme même des tiges capillaires, et par suite dans le cuir chevelu, qui est irrité par la maladie même.

Pronostic. — Le pronostic est assez grave. Quelquefois le mal se dissipe degré par degré avec les causes qui l'ont produit ; les cheveux reprennent peu à peu leur onctuosité, leur souplesse et leur brillant naturels. Le plus souvent l'irritation des follicules pileux amène la chute des cheveux (alopécie), qui peut devenir permanente.

Traitement. — Nous ne nous occuperons ici que de la sécheresse des cheveux ; le traitement est local et constitutionnel.

1° *Traitement local.* — Le traitement local consiste dans l'emploi de notre huile préparatoire matin et soir, employée en légères frictions sur toute l'étendue du cuir chevelu. L'usage de l'huile définitive ne devient nécessaire que suivant certains cas que nous pouvons seul indiquer *de visu*.

2° *Traitement général*. — Lorsque la xérotrixie est liée à un état lymphatique ou scrofuleux, on comprendra combien il est important de modifier l'état du malade par l'emploi de toniques et de médicaments appropriés que le cadre de cet ouvrage ne nous permet pas de développer, mais pour lesquels il sera utile de consulter un homme de l'art.

Dans certains cas de xérotrixie, il sera bon de *couper* les cheveux, et non de les *raser* : il faut les couper à une petite distance du cuir chevelu, de façon à permettre l'emploi facile de notre huile préparatoire ou définitive.

§ 2. DE L'HYDROTRIXIE OU HUMIDITÉ EXCESSIVE DES CHEVÉUX

La maladie désignée sous ce nom est l'opposé de la précédente : elle est caractérisée par une hypersécrétion des liquides qui arrosent les tiges capillaires. De là un *état gras* des cheveux, dont les inconvénients sont nombreux, et surtout ennemis de la propreté.

Description générale. — L'hydrotrixie est une maladie assez rare qu'il est difficile d'observer; elle peut être considérée comme la conséquence d'une irritation ou plutôt d'une excitation des bulbes pileux, qui a pour résultat un véritable écoulement séro-huileux. Cet écoulement est une véritable hypersécrétion qui peut être assimilée au ptyalisme salivaire dans certaines stomatites, et à l'écoulement de l'urine dans le diabète.

Étiologie. — Les causes de cette affection peuvent être variables : cependant son développement coïncide presque toujours avec une constitution scrofuleuse. Les sujets à fibre molle, atteints de diathèse herpétique, lymphatiques, offrent le plus souvent des exemples de cette maladie.

Pronostic. — Cette maladie peut se terminer de plusieurs manières, savoir : tantôt par la guérison, tantôt par la chute ou l'alopécie. Dans ce dernier cas, les cheveux peuvent se reproduire sains ou malades, ou bien ne jamais reparaître, et donner lieu à la calvitie la plus complète.

Traitement. — Le traitement de cette affection varie suivant les causes qui l'ont produite : la constitution ayant été modifiée par une médication dont le médecin est le seul juge, on se trouvera bien de l'emploi de l'huile définitive; la poudre de notre composition sera dans ce cas d'un judicieux usage.

§ 3. CANITIE OU DÉCOLORATION DES CHEVEUX

Description générale. — Nous avons précédemment parlé de la décoloration des cheveux, en traitant des considérations physiologiques et pathologiques du système pileux en général. Les causes en sont soit *accidentelles,* soit *naturelles.* La décoloration des cheveux est une chose naturelle à un certain âge : cela tient exclusivement, comme nous l'avons déjà dit, à un défaut d'assimilation, ou au manque de matériaux. Après l'âge de la virilité, les cheveux commencent à grisonner chez les deux sexes, quelquefois avant cette époque. Les cheveux blanchissent du sommet à la base, et c'est vers la région temporale que la décoloration commence. Elle gagne graduellement et insensiblement la tête et les poils de la face. Les poils situés dans la région axillaire sont les derniers à blanchir. La canitie des jeunes sujets est une véritable maladie. Certains enfants naissent tout blancs : tel est le cas des Albinos. D'autres fois, il n'y a qu'une partie limitée du cuir chevelu ; chez quelques-uns on rencontre des touffes blanches disséminées au hasard, soit au cuir chevelu, soit à un sourcil, soit à la barbe.

Variétés de la canitie. — Cette canitie de la première enfance est tantôt accidentelle, tantôt congénitale.

A. *La canitie accidentelle* a souvent pour cause tantôt une frayeur subite, tantôt une maladie grave ; il arrive quelquefois que la canitie se développe de préférence soit à la barbe, soit au sourcil, soit au cuir chevelu. La canitie est moins apparente chez les sujets blonds que chez les sujets bruns.

B. *Canitie congénitale.* — Nous ne dirons rien

de cette forme de canitie qui résiste à tous les traitements.

L'organisme peut seul, dans certains cas, amener un changement dans cette variété de décoloration.

Étiologie. — Les causes de la canitie accidentelle sont nombreuses; nous placerons en première ligne les affections cutanées, la diathèse herpétique; 2° les causes que nous avons mentionnées à l'article : *Couleurs accidentelles des poils* (page 20), et quelquefois des causes qui échappent à l'observation.

Pronostic.— Le pronostic en est variable comme les causes; généralement il est grave.

Traitement. — La canitie du jeune âge doit être seule traitée. Quant à la canitie des vieillards, dont l'âge est la cause naturelle, les moyens médicaux sont quelquefois sans effet. L'huile préparatoire et l'huile définitive nous ont donné des résultats remarquables. Quant au mode d'emploi, nous renvoyons le lecteur à l'article : *Traitement général* (page 51). On est très-porté à arracher ou à teindre les cheveux. C'est une grave erreur de toute façon. Dans le premier cas, l'arrachechement augmente le vice qu'on veut combattre, et dans le second, on détruit, on anéantit les tiges capillaires en les brûlant. L'emploi de notre huile définitive arrête presque toujours le grisonnement : le cheveu reprend sa force, et sa couleur primitive reparaît. Quand la décoloration existe à un degré très-prononcé, on fera bien de raser les cheveux à quelques centimètres du cuir chevelu : cette pratique aura pour résultat de permettre l'application efficace de nos préparations, et l'emploi de la poudre de notre composition.

§ 4. ALOPÉCIE OU CHUTE TEMPORAIRE

Les cheveux et tous les poils du corps tombent quelquefois, à tous les âges de la vie, sous l'influence de causes variées. Cette chute a reçu le nom d'*alopécie*. Lorsque cette chute n'intéresse que la tête, et qu'elle devient permanente, elle prend le nom de *calvitie*. Lorsque ce sont les sourcils qui tombent, l'épilation prend le nom de madarosis. De ce qui précéde, il résulte qu'il existe deux lésions différentes : *alopécie, calvitie*.

L'alopécie peut donc devenir la calvitie, s'il n'y a pas guérison, et elle suppose toujours la préexistence de l'alopécie, sinon générale, du moins partielle.

a. **Variétés et anatomie pathologique.** — L'alopécie peut être partielle ou générale, suivant qu'elle atteint tous les poils de l'économie, ou bien ceux d'une seule région. Cette alopécie peut être lente ou rapide. Les moindres frottements ou la moindre traction peuvent occasionner la chute des poils. Les tiges pilaires seules se détachent dans l'alopécie; les bulbes pileux restent dans leur gaîne. La reproduction des mêmes poils quand la guérison s'effectue prouve la vérité du fait; lorsqu'on

examine le derme des sujets alopéciques, on cons-
tate qu'il est sec, comme farineux, et plus ou moins
prurigineux. Tous les âges y sont sujets, et tous les
tempéraments : néanmoins les femmes, et surtout
les femmes à peau blanche et fine, et à tempérament lymphatique, en fournissent le plus de cas,
ainsi que les personnes atteintes de certaines maladies.

b. **Étiologie.** — Les causes variées de l'alopécie
peuvent être rangées en deux grandes classes :

1° *Causes constitutionnelles.* La calvitie s'observe
surtout chez les sujets atteints de maladies graves,
et longtemps alités; après et durant de longues
convalescences, comme celles qui accompagnent
la fièvre typhoïde et les fièvres intermittentes; à la
suite de pertes abondantes de sang, comme chez
les femmes en couche; les pertes séminales, à la
suite d'excès vénériens ou de la masturbation; les
travaux assidus de cabinet, les veilles prolongées,
les émotions violentes, les chagrins, et le fait même
de la vieillesse, et quelquefois l'âge critique chez
la femme, sont des causes nombreuses de calvitie.
On en a observé quelquefois des cas à la suite de
la diarrhée prolongée.

2° *Causes spécifiques.* Parmi les causes spécifiques, la plus fréquente est la diathèse syphilitique. En effet, un des premiers symptômes de
l'infection syphilitique, symptôme rangé dans la
catégorie des accidents secondaires, est l'alopécie :
aussi rien de plus fréquent. Dans ce cas, le traitement antisyphilitique, et comme adjuvant notre

huile définitive, ont promptement raison de cette chute des cheveux. Beaucoup de personnes attribuent la chute des cheveux dans ce cas aux préparations mercurielles. C'est une grave erreur : c'est la maladie qui occasionne cette alopécie, et non le traitement qui, généralement, intervient lorsque la chute est déjà effectuée. Les affections goutteuses prédisposent à l'alopécie, lorsque les accès ont été violents, et cela par la perturbation apportée dans toutes les fonctions. Les affections herpétiques, les dartres et le pityriasis occasionnent la calvitie ; on l'observe quelquefois encore chez les personnes atteintes de violents maux de tête et de migraine.

c. **Pronostic.** — Le pronostic varie suivant les causes de cette affection. Cependant, on peut dire généralement que, si le sujet est jeune et si la maladie apparaît pour la première fois, l'alopécie n'aura rien de fâcheux. Soumise à notre traitement, nous la voyons disparaître promptement : quelquefois même les tiges capillaires reparaissent plus fortes et plus longues qu'avant la maladie. Lorsque l'alopécie a lieu pour la seconde, la troisième ou la quatrième fois, le pronostic est plus défavorable, mais encore il ne faut préjuger de rien, car nous avons obtenu de remarquables guérisons. Lorsque l'alopécie remonte à plusieurs années, l'état est plus grave et la guérison plus incertaine.

Traitement. — Le traitement général varie suivant les causes qui ont produit la calvitie. Dans la calvitie syphilitique, par exemple, on associera l'emploi de notre huile préparatoire et de notre huile définitive à l'usage d'un traitement antisyphilitique. Dans le cas de diathèse herpétique, le traitement de la calvitie sera associé à celui du traitement antiherpétique. Nous conseillons vivement de s'abstenir de raser les poils : c'est une mauvaise pratique; il faut couper les cheveux à un pouce environ du cuir chevelu (dans quelques cas rares seulement), pour permettre l'emploi des frictions des bulbes avec nos préparations. C'est dans l'alopécie qu'on a conseillé une foule de moyens empiriques : depuis les pommades à base minérale, végétale, animale, jusqu'à de honteuses sophistications, qui ont un résultat unique : la *calvitie*. Nous ne saurions trop mettre nos lecteurs en garde contre de pareils moyens.

§ 5. CALVITIE.

Anatomie pathologique. — La calvitie n'est qu'une sorte d'alopécie permanente : les causes en sont toujours identiques. On a toujours admis qu'il y avait destruction des bulbes capillaires dans la calvitie. C'est une grave erreur : ils sont privés, pour ainsi dire, de leur vitalité, mais rien de plus. La dissection sur les cadavres le prouve d'une façon irrécusable. Lorsque le cuir chevelu a été le siége de certaines ulcérations ou de blessures, de brûlures profondes, dans ces cas-là seuls la tête n'offre qu'une consistance dure et inodulaire, et cela par la destruction des bulbes par la suppuration. Si donc on s'attache à ranimer la vitalité languissante du derme et des bulbes pileux, on pourra rappeler l'activité sécrétoire des organes qui président à la formation et à l'entretien des tiges capillaires.

Nous avons eu des cas remarquables de guérison de calvitie remontant à plusieurs années après l'emploi journalier de nos préparations pendant un espace de temps qui varie de six semaines à quatre ou cinq mois. C'est dans le traitement de l'alopécie qu'on observe les différentes phases qui comprennent l'évolution des tiges capillaires, évolution qui comprend trois périodes, savoir : 1° la période de préparation du derme; 2° la période de répullulation; 3° la période d'affermissement des nouveaux poils ou cheveux.

§ 6. AFFECTION ULCÉRATIVE DES BULBES DE LA PLIQUE POLONAISE

Étymologie. — Plique (Plico)', Trichome.
Symptomatologie.

Certains végétaux d'un ordre inférieur peuvent, dans des circonstances déterminées, se développer et croître sur certaines parties du corps de l'homme vivant et donner lieu à un état morbide particulier.

Ces productions végétales parasitaires exigent, pour se développer, certaines conditions spéciales. Les champignons de la plique se développent, soit à la surface de la peau, soit autour des poils, soit dans le follicule pileux et à l'intérieur du cheveu.

Ces végétaux se multiplient par *germes* ou *spores*, qui se transportent facilement ou se communiquent par le contact, et reproduisent ainsi la maladie par la contagion. Outre les symptômes généraux, nous trouvons des symptômes locaux caractérisés principalement par un suintement douloureux du cuir chevelu ; les cheveux se plient et se replient sur eux-mêmes, se prennent ensemble et se collent, sous forme de mèches.

Diagnostic. Les cheveux sont confondus et mélangés ; ils sont collés à la fin en mèches.

Les cheveux se frisent et forment des mèches et bourrelets indissolubles et épais, en transpirant une matière glutineuse qui les attache encore plus fermement et fait former d'épaisses masses. Si le mal a atteint un haut degré, les cheveux désorganisés peuvent même devenir douloureux, en même temps qu'aux ongles naissent des excroissances. Avant l'éruption, on éprouve une forte douleur dans les membres, de la fatigue, du mal de tête, du vertige, des irritations fébriles, joints à des sueurs de mauvaise odeur. Ces accidents se perdent après l'éruption. Si la mèche est coupée avant le temps, il en résulte de la surdité, de la paralysie, de l'aveuglement et même la mort.

La maladie dure longtemps, et souvent on ne peut l'anéantir entièrement pendant toute la vie.

Étiologie. — La cause la plus proche est une désorganisation particulière des cheveux.

La cause est entièrement endémique, car elle ne se trouve qu'en Pologne, d'où elle a pris le nom *plique* polonaise ; et bien qu'elle apparaisse aussi en d'autres endroits, le germe en a été importé primitivement de là. Le caractère propre de certaines races humaines (c'est-à-dire la race sarmatique) semble y avoir une influence particulière, car nous ne voyons cette maladie que dans les villages sarmates, et non parmi les Allemands, et même parmi les Russes, vivant dans les mêmes conditions.

Mais, d'après les expériences de plusieurs observateurs, un contagium est engendré, pouvant se communiquer particulièrement par la cohabitation du même lit. Aussi ses incommodités préalables, sa diminution par l'éruption, son retour en s'arrêtant, prouvent que la cause n'est pas seulement locale, mais que cette maladie est le produit d'une dyscrasie intérieure.

Les indications du traitement sont : amélioration de la dyscrasie générale et extirpation prudente de la plique.

Traitement. La plupart des médecins du temps le plus reculé ont recommandé contre cette maladie des moyens mercuriels, et l'ont traitée comme la syphilis. D'autres recommandaient comme spécifique le *sulfur auratum antimonii,* alternativement avec les moyens diaphorétiques.

Cependant, dans le dernier temps, on traita cette maladie d'après les différentes indications qu'elle donne. On trouvera, dans le chapitre relatif aux observations médicales, un exemple de la maladie dont il est ici question, et guérie par l'emploi d'un traitement général consistant dans l'administration de *l'aconitum*, du *lycopodium* et du *mercurius solubilis*.

§ 7. PITYRIASIS

Définition. Le pityriasis est une phlegmasie particulière squameuse du cuir chevelu et de la peau, et ayant pour résultat la production de l'alopécie et quelquefois de la calvitie.

Cette inflammation a pour caractère particulier la formation d'écailles furfuracées ou lamelleuses sur les points envahis.

L'inflammation squameuse du pityriasis est une phlegmasie chronique et non contagieuse, qui s'annonce par des points, et plus souvent par des taches sur lesquelles s'établit et se renouvelle une desquamation farineuse ou foliacée de l'épiderme. Le pityriasis est local et général. Nous n'examinerons ici que le *pityriasis local*.

Description. Le pityriasis local de la tête (porrigo furfuracé) est fréquent chez les nouveaux nés, chez lesquels il consiste en écailles imbriquées recouvrant la peau de la tête rougie; chez l'adulte, le pityriasis du cuir chevelu et de la barbe se montre sous la forme d'une poussière blanchâtre que détachent les malades en cédant à la démangeaison dont la tête est le siége.

La maladie est quelquefois si grave que les cheveux sont emprisonnés dans des écailles épidermiques (teigne amiantacée), et finissent par tomber avec elles (porrigo decalvant).

Pronostic. Sa durée est fort longue.

Traitement. Le traitement consiste dans l'emploi de nos huiles préparatoire et définitive.

Notre pommade devra être également employée d'une façon journalière, ainsi qu'il en sera fait mention à l'article traitement (page 51).

§ 8. TEIGNES

Parmi les maladies accidentelles qui occasionnent l'alopécie, nous citerons la teigne et ses différentes variétés.

Définition. La teigne est une affection de la peau, contagieuse, occupant spécialement le cuir chevelu, mais pouvant se montrer sur toutes les parties du corps et caractérisée par le développement de végétaux parasites microscopiques d'une espèce particulière (achorion), qui se réunissent pour former de petites masses d'apparence pustuleuse d'une couleur jaune de soufre, appelées *favus.*

On a souvent confondu la teigne avec l'herpès, l'eczéma, l'impétigo et le pityriasis. Mais depuis les travaux de Remack, en 1837, et de Schœnlein, en 1839, cette confusion n'est plus possible.

Description. C'est surtout chez les individus à tempérament lymphatique, débilités par la misère, les privations, l'habitation de lieux malsains et humides, sous l'influence de la malpropreté et de la contagion, que la teigne se développe le plus souvent.

Au début, on voit apparaître une petite élevure de l'épiderme, dans le milieu de laquelle on aperçoit, par la transparence, un petit corps jaune qui est le *favus,* et qui est enfermé [dans le derme, et auquel il adhère fortement. Quelquefois, le favus est recouvert d'une exsudation purulente. Mais bientôt ces couches épithéliales disparaissent, et le champignon montre librement sa surface d'un jaune de soufre, lisse, sèche et nettement limitée, plane ou concave à l'extérieur, convexe à l'intérieur par la face adhérente, irrégulièrement arrondie, et d'un diamètre qui varie de 1 à 15 millimètres (Ch. Robin).

A mesure que les favi se multiplient, ils entourent peu à peu les cheveux voisins, et peuvent se grouper. Alors le cuir chevelu tout entier est envahi, et présente l'aspect d'une cuirasse ou calotte croûteuse, épaisse, accompagnée de prurit, d'ulcérations, qui détruisent le derme et tuent le follicule pileux. La teigne a une odeur qui rappelle celle de la souris et de l'urine de chat.

Diagnostic. Il est important de ne pas confondre la teigne avec une lésion qui n'est pas sans analogie avec elle, l'herpès tonsurant (*porrigo scutulata,* teigne tondante), affection contagieuse, mais qui guérit toujours sans alopécie; distincte encore de la teigne par la nature du champignon qui croît sous les plaques, et par la présence d'un autre parasite végétal dans la racine des cheveux.

Traitement. Le traitement général et le traitement local, dont nous ne nous occuperons pas ici, ayant amené la chute des favi et des croûtes, nous avons toujours employé avec succès, pour faire disparaître rapidement l'alopécie, nos prépara-

tions (poudre, huile préparatoire et huile définitive). Nous n'insisterons donc pas sur ce point.

HYGIÈNE ET PROPHYLAXIE DES MALADIES DU CUIR CHEVELU

Il est une question importante sur laquelle nous
ne saurions trop appeler l'attention des malades :
c'est l'hygiène et la prophylaxie des maladies du
cuir chevelu.

En effet, les affections du cuir chevelu ne deviennent graves que par l'indifférence et l'incurie
des malades qui, au début de la maladie, ne dai-
gnent pas se préoccuper de ce qui peut survenir.
Nous allons donner ici un aperçu des principales
règles à observer pour prévenir le développement
d'affections aussi ennuyeuses que tenaces et qui
exposent les malades à subir des traitements in-
tempestifs aussi inefficaces que graves dans leurs
effets thérapeutiqnes.

De temps en temps, on devra faire usage de lotions légèrement savonneuses, dont l'effet sera de
nettoyer le cuir chevelu et de faire disparaître les
corps gras provenant de l'emploi des pommades
journellement usitées. On évitera autant que possible de se servir de peignes trop fins, qui produisent par le frottement l'irritation du cuir chevelu ;
les brosses trop dures ont aussi le même inconvénient ; car, voici ce qui arrive : l'épiderme est irrité, le follicule pileux est ébranlé, et le cheveu
finit à la longue par tomber, arraché, pour ainsi
dire, à sa base, par les tractions répétées. Il faut

éviter de porter des coiffures imperméables et trop serrées, qui ont pour résultat d'entretenir une trop grande chaleur et d'empêcher la respiration cutanée, si nécessaire au développement du cheveu.

Il importe encore ne pas mouiller trop souvent les cheveux avec l'eau froide dans le but de leur donner de la souplesse, souplesse qui n'est que passagère et qui fait que le cheveu devient de plus en plus sec, se brise, ce qui détermine rapidement sa chute.

Pour conserver les cheveux en bon état, il ne faut ni les tordre, ni les tirailler, ni les tourmenter. En cas d'excès de sécheresse des cheveux, je conseille de n'employer que notre huile préparatoire, qui est le moyen le plus simple, et par sa propriété onctueuse supplée à la sécrétion grasse, qui, à l'état normal, sert à les lubréfier.

Il est également indispensable d'avoir grand soin de la propreté des cheveux et de les bien brosser pour nettoyer le cuir chevelu.

En ce qui concerne la chevelure des femmes, nous ne saurions trop leur recommander de ne pas tirailler et tordre leurs cheveux, effet qui a pour résultat de les casser, d'irriter le cuir chevelu, d'altérer le bulbe lui-même et de décimer les cheveux à l'endroit où ils sont le plus tiraillés.

Nous devons également mentionner l'inconvénient qui résulte de l'emploi de la plupart des pommades usitées dans le commerce. Ces pommades, généralement quand il y a surtout surabondance de sécrétion du bulbe, augmentent encore cette sécrétion, et constituent pour ainsi dire un corps étranger, ce qui occasionne par cela même la chute des cheveux.

En résumé, en suivant les conseils qui nous ont été dictés par l'expérience et couronnés de succès, on trouvera dans leur application des moyens qui préviendront le développement de la calvitie et de l'alopécie.

§ 9. TRAITEMENT GÉNÉRAL

Huile préparatoire. — L'usage de l'*huile prépa-ratoire* est indéterminé : généralement il varie de deux à huit semaines, temps nécessaire, dans les cas les plus rebelles, pour obtenir la formation du duvet.

Le lecteur comprendra facilement que la médication dépend surtout de l'état du cuir chevelu. Lorsque, par exemple, il est presque privé de vitalité et comme parcheminé, l'emploi de l'huile préparatoire devra durer de trois à quatre mois.

Il faut s'abstenir de l'emploi du rasoir, et se contenter de couper légèrement les cheveux avec des ciseaux. Les effets physiologiques de l'huile préparatoire consistent dans le rappel des *sécrétions normales.* De nouveaux bulbes sont, pour ainsi dire, exhalés, et les poils de nouvelle formation sont épaissis.

Poudre. — Dans les cas très-rebelles, nous faisons presque toujours usage d'une poudre particulière dont l'emploi est alterné avec celui de l'huile définitive.

Huile définitive. — Lorsque le malade a fait,

sèlon les cas, usage de l'huile préparatoire, nous conseillons l'huile définitive, qui doit être employée de la même façon que l'huile préparatoire. Elle s'emploie et comme préventive et comme curative, c'est-à-dire pour prévenir ou pour arrêter la chute des cheveux. Si l'on consulte les observations consignées dans ce travail, on verra tous les services que l'huile définitive nous a rendus.

Application. — Son application est identique à celle de l'huile préparatoire, c'est-à-dire tous les jours, matin et soir, sans interruption, de la manière suivante :

Il faut imbiber le doigt de la solution indiquée, et frotter alternativement chaque partie du cuir chevelu dans toute son étendue. La friction devra durer quelques minutes, et suivant la gravité de l'affection. Il est important, pour que le traitement soit suivi de succès, que les malades ne fassent usage que de nos préparations garanties et authentiques.

Pommade. — Aux préparations indiquées plus haut, nous ordonnons l'emploi journalier d'une pommade qui a pour effet et pour but de favoriser le traitement par nos huiles préparatoire et définitive dont je me suis toujours bien trouvé dans les cas d'alopécies et de calvities les plus rebelles. Beaucoup de malades se servent journellement, tout en suivant notre traitement, des pommades que l'on trouve dans le commerce. Cela a un côté fâcheux : nous avons donc dû remédier à ce grave inconvénient, en joignant à nos huiles préparatoire et définitive une nouvelle préparation d'un usage sinon indispensable, du moins très-utile au traitement des différentes affections mentionnées dans le courant de cet ouvrage. Nous ne saurions encore trop insister sur le mode d'emploi de nos huiles. Tandis que l'*huile préparatoire* est le moyen souverain pour combattre les inflammations du cuir chevelu et certaines affections spéciales, telles que le pityriasis par exemple ; l'*huile définitive* a une action spécifique pour la reproduction des cheveux. Dans tous les cas, il serait utile d'avoir recours à notre expérience personnelle, et nous sommes chaque jour à la disposition des malades.

Emploi de la pommade. — Notre pommade est employée concurremment avec nos huiles définitive et préparatoire, et devra être quelque temps continuée, même après la guérison complète. On fera des frictions tous les soirs en se couchant, pendant dix minutes, avec gros comme une noisette de pommade, et on aura soin tous les matins de laver la tête avec de l'eau légèrement savonneuse. La maison Dubois, 21, boulevard des Capucines, est seule dépositaire de nos produits.

C'est ici le cas de faire ressortir la différence qui existe entre nos produits et ceux qui se trouvent à profusion dans le commerce et l'industrie. Les différentes préparations employées généralement, les unes avec quelques succès, les autres avec l'insuccès le plus complet, peuvent être divisées en trois grandes catégories, savoir : les préparations

1° *A base animale ;* 2° *à base végétale ;* 3° *à base minérale.*

Parmi les produits de cette dernière catégorie,

il y en a qui offrent de véritables dangers pour les malades qui les emploient. Nos préparations ne contiennent que des substances hygiéniques, ayant une action sur les bulbes pileux. Elles répondent à toutes les exigences.

TROISIÈME PARTIE

NOUVELLES OBSERVATIONS PRATIQUES

Première Observation.

Calvitie complète. — Emploi de l'huile préparatoire et de l'huile définitive pendant six semaines. — Reproduction abondante des cheveux.

Madame Albertine Zimmerman, âgée de trente-cinq ans, domiciliée à Berlin (*Voir à la fin des Observations médicales*), tempérament lymphatique, avait été atteinte, à la suite de veilles prolongées, de violents maux de tête qui finirent par présenter tous les symptômes d'une méningite chronique, suivie de la perte complète des cheveux. Après avoir vainement suivi différents traitements consistant dans l'emploi de pommades, lotions, poudres, etc., madame Zimmerman vint nous consulter. Nous lui ordonnâmes notre huile préparatoire, bientôt suivie de notre huile définitive, et six semaines après nous vîmes apparaître un abondant duvet, et après trois mois de traitement la calvitie avait complétement disparu.

Nous avons revu depuis la personne qui fait l'objet de cette observation, et nous pouvons affirmer qu'elle possède une chevelure remarquable par son abondance et sa vigueur.

Deuxième Observation.

Alopécie incomplète.— Diabète sucré.— Guérison de cette dernière affection et reproduction complète des cheveux après huit semaines de l'emploi de l'huile définitive.

M. Adolphe Franck, âgé de trente-deux ans, doué d'un tempérament sanguin et d'une constitution robuste, avait eu une vie des plus agitées. D'un caractère violent et emporté, il avait, à la suite de violentes émotions, contracté des maux de tête, bientôt compliqués d'accidents diabétiques sucrés. Au moment où il vint nous consulter, après avoir déjà subi inutilement un long traitement sous les auspices des sommités médicales les plus remarquables, il était atteint d'une calvitie pour laquelle il avait vainement employé une foule de préparations, telles que poudres, lotions, cosmétiques, pommades, etc., qui, loin d'arrêter la chute des cheveux, ne firent que l'augmenter d'une manière rapide. Les cheveux étaient rares et disposés par plaques. Tout en lui faisant suivre

un traitement qui amena la guérison du diabète
sucré, nous le soumîmes à l'usage journalier de
notre huile définitive. Après huit semaines de
traitement, la chute des cheveux fut non-seulement arrêtée, mais suivie de la reproduction complète de nouveaux cheveux qui recouvrirent
bientôt toutes les parties dénudées. Aujourd'hui
M. Franck possède une chevelure des plus remarquables.

Troisième Observation.

*Teigne amiantacée. — Chute de cheveux consécu-
tive. — Traitement interne et externe. — Emploi
de l'huile préparatoire et définitive. — Guérison.*

Madame B..., domiciliée rue du Bac, âgée de
quarante-cinq ans, d'un tempérament nerveux,
fut atteinte d'une teigne amiantacée, bientôt suivie de la perte complète des cheveux. C'est à ce
moment-là qu'elle vint nous consulter. Nous la
soumîmes en premier lieu à un traitement interne consistant en préparations arsenicales, carbonate d'ammoniaque, foie de soufre, etc. Sous
l'influence de ces préparations, l'affection du cuir
chevelu fut rapidement modifiée. La maladie guérie, restait une alopécie complète, qui cessa bientôt, grâce à l'emploi de l'huile préparatoire et de
l'huile définitive. Deux mois après la prescription
de notre médication, l'alopécie avait complète-
ment disparu.

Quatrième Observation.

*Alopécie complète accompagnée de couperose. —
Traitement général et emploi de l'huile définitive. — Guérison en six semaines.*

Madame C... (de Versailles), âgée de quarante-
deux ans, d'un tempérament nervoso-sanguin, était
atteinte depuis plusieurs années d'une couperose,
accompagnée d'une perte complète des cheveux.
Elle avait suivi, sans succès aucun, de nombreux
traitements lorsqu'elle vint nous consulter. Sous
l'influence d'un traitement interne consistant en
préparations arsenicales, charbon de bois, deuto-
chlorure d'hydrargyre, etc., nous vîmes la couperose disparaître complétement. Soumise à l'emploi de notre huile définitive, l'alopécie fut
arrêtée au bout de quelques jours, et quelques
mois après, la reproduction des cheveux était
complète.

Cinquième Observation.

*Suppression des règles. — Alopécie et pityriasis.
— Emploi de l'huile définitive pendant cinq semaines. — Guérison.*

Mademoiselle L..., rue Saint-Dominique-Saint-
Germain, à Paris, d'un tempérament nerveux, fut,
à l'âge de vingt-deux ans, à la suite de violentes émotions, frappée d'une suppression absolue de la mens-
truation, bientôt suivie d'une chute complète des

cheveux, accompagnée de pityriasis des plus caractérisés. Soumise à notre médication, la mens-
truation fut rappelée, et l'emploi de notre huile
définitive pendant cinq semaines fit cesser l'alopécie ainsi que le pityriasis dont elle était atteinte.

Sixième Observation.

*Calvitie partielle. — Emploi de l'huile définitive
pendant un mois. — Guérison.*

M. B..., employé, rue de Clichy, à Paris, âgé de
trente-deux ans, d'un tempérament lymphatique,
étant atteint depuis plusieurs années d'une sacro-
coxalgie, qui fut suivie d'une alopécie partielle;
là dénudation occupait un tiers environ du cuir
chevelu. Soumis à l'usage de notre huile définitive,
là guérison fut obtenue en un mois et ne s'est pas
démentie depuis.

Septième Observation.

*Alopécie par suite de couche. — Emploi de l'huile
préparatoire et définitive pendant six semaines.
— Guérison.*

Madame X..., rentière, âgée de trente ans, domiciliée rue du Faubourg-Saint-Honoré, à Paris,
d'un tempérament lymphatico-nerveux, fut atteinte, à la suite d'un accouchement laborieux,
d'une perte complète des cheveux. Antérieure-
ment déjà, elle présentait une légère calvitie attribuée à l'hérédité. Soumise à l'emploi de notre

huile préparatoire et de notre huile définitive
pendant six semaines, elle vit de nouvelles tiges
capillaires recouvrir entièrement le cuir chevelu
et donner naissance à une chevelure abondante
et bien fournie.

Huitième Observation.

*Teigne humide. — Alopécie consécutive. — Traite-
ment général. — Emploi de l'huile préparatoire
et définitive pendant six semaines. — Guérison.*

Mademoiselle P..., âgée de douze ans, demeu-
rant rue du Bac, à Paris, d'un tempérament lymphatique, était atteinte d'une teigne humide, qui
amena consécutivement la perte des cheveux.
Soumise à un traitement général consistant dans
l'emploi du carbonate de baryte, du rhus toxicodén-
dron, etc., la teigne fut rapidement guérie, et,
après l'emploi de notre huile préparatoire et définitive pendant six semaines, nous obtînmes la
guérison complète de l'alopécie consécutive.

Neuvième Observation.

*Canitie ou décoloration des cheveux compliquée
d'alopécie. — Emploi des huiles préparatoire
et définitive et de la poudre. — Guérison en six
semaines.*

M. L..., chemisier, rue du Bouloi, âgé de
soixante-cinq ans, et d'un tempérament lympha-

tique, était atteint depuis plusieurs années de bronchite chronique, qui avait amené chez lui un appauvrissement général de l'économie. Nous fûmes appelé à lui donner nos soins. Affligé d'une canitie et d'une calvitie presque complète, nous le soumîmes à un traitement général qui amena la cessation des accidents thoraciques. L'emploi de nos huiles préparatoire et définitive, associées à la poudre de notre composition, amena rapidement la reproduction de la teinte naturelle des cheveux et leur abondante reproduction en six semaines environ.

Dixième Observation.

Alopécie incomplète survenue à l'époque de l'âge critique. — Emploi de l'huile définitive pendant vingt-cinq jours. — Guérison.

Madame F..., rue de Bellevue, à Paris, quarante-cinq ans, d'un tempérament sanguin, fut, à la suite d'accidents survenus à l'époque de l'âge critique, atteinte d'une alopécie incomplète et rapide. La guérison fut obtenue par l'emploi de notre huile pendant une période de vingt-cinq jours environ, et elle ne s'est pas démentie depuis plusieurs années.

Onzième Observation.

Calvitie complète à la suite d'une fièvre typhoïde grave. — Emploi de l'huile préparatoire et de l'huile définitive. — Guérison obtenue après deux mois de traitement.

Madame C..., de Paris, domiciliée rue Fontaine-Saint-Georges, trente ans, d'un tempérament lymphatico-nerveux, fut atteinte subitement d'une fièvre typhoïde de forme bilieuse, accompagnée d'accidents cérébraux très-graves. Frappée à la suite de cette maladie d'une alopécie complète, nous lui conseillâmes l'emploi de notre huile préparatoire et définitive, et la guérison fut obtenue après deux mois de traitement.

Douzième Observation.

Plique polonaise.

Une femme âgée de quarante et quelques années, d'un tempérament sanguin et d'une constitution robuste, disposée à une constipation habituelle, fut atteinte d'une plique développée, contre laquelle déjà depuis six mois, tous les moyens diaphorétiques et mercuriels avaient été employés sans succès. Elle se plaignait de congestions continuelles, de vertiges, de violents battements de cœur, de tiraillements énergiques dans les tempes et les yeux, joints à un sentiment d'angoisse des plus pénibles. Les cheveux causaient des maux de tête en les touchant. Confondus et mélangés, ils formaient de véritables mèches. Nous ordonnâmes contre le mal en général *l'aconitum,* à prendre pendant huit jours de suite à doses réitérées, après quoi tous les symptômes s'améliorèrent, et la femme put vaquer à ses occupations habituelles. Plus tard, nous administrâmes le *lycopodium,* que nous considérons comme le spécifique de la plique, alterné avec le *mercurius solubilis,* qui fut administré une fois par semaine.

Dans l'espace de six semaines, le brillant particulier et la mauvaise odeur de la plique se perdirent et les mèches se séparèrent : deux mois après nous fîmes couper la mèche au-dessous de laquelle de nouveaux cheveux avaient poussé, et la guérison complète fut cbtenue. Il est à remarquer qu'on ne doit pas couper la mèche trop tôt, car autrement peuvent survenir les accidents les plus dangereux.

Nota. — Le lecteur compreudra que là discrétion nous a imposé la nécessité de taire les noms des personnes qui font l'objet des observations recueillies dans ce mémoire. Cependant, dans un cas donné, nous pourrons toujours fournir la preuve de l'exactitude des faits que nous avançons et leur complète véracité.

TABLE DES MATIÈRES

Paris. — Imp. BALITOUT, QUESTROY ET Cᵉ, 7, r. Baillif et r. de Valois, 18